Sur la prétendue absorption cutanée dans le Bain

PAR

Le Dr Marcellin CAZAUX

MEMBRE DES SOCIÉTÉS D'HYDROLOGIE DE PARIS ET DE MADRID,
MÉDICO-CHIRURGICALE, DE MÉDECINE ET CHIRURGIE PRATIQUES, ETC.
CHEVALIER DE LA LÉGION D'HONNEUR, OFFICIER D'ACADÉMIE, ETC.;
MÉDECIN-CONSULTANT AUX EAUX-BONNES (B.-PYRÉNÉES)

Extrait des *Annales de la Société d'Hydrologie médicale.*

(Séance du 15 avril 1901.)

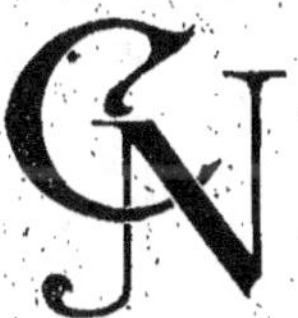

PARIS

ANC^{ne} LIBRAIRIE G. CARRÉ ET C. NAUD

C. NAUD, ÉDITEUR

3, RUE RACINE, 3

1901

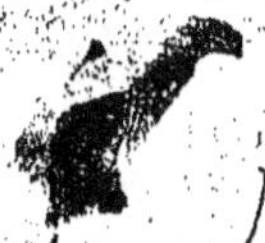

Sur la prétendue absorption cutanée dans le Bain

PAR

Le Dᵣ Marcellin CAZAUX

MEMBRE DES SOCIÉTÉS D'HYDROLOGIE DE PARIS ET DE MADRID,
MÉDICO-CHIRURGICALE, DE MÉDECINE ET CHIRURGIE PRATIQUES, ETC. ;
CHEVALIER DE LA LÉGION D'HONNEUR, OFFICIER D'ACADÉMIE, ETC. ;
MÉDECIN-CONSULTANT AUX EAUX-BONNES (B.-PYRÉNÉES)

Extrait des *Annales de la Société d'Hydrologie médicale.*

(Séance du 15 avril 1901.)

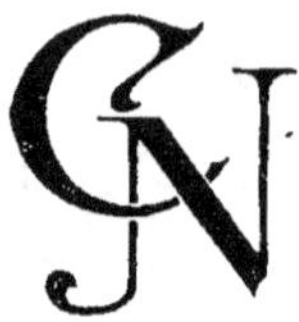

PARIS

ANCⁿᵉ LIBRAIRIE G. CARRÉ ET C. NAUD

C. NAUD, ÉDITEUR

3, RUE RACINE, 3

—

1901

Sur la prétendue absorption cutanée

dans le Bain

Dans la discussion qui a eu lieu, le 1er avril, sur la balnéation à Royat, il s'est révélé quelques divergences au sujet du plus ou moins d'aptitude de la peau à absorber les liquides ; c'est pour cela qu'il nous a paru utile de vous apporter un exposé concis de l'état actuel de cette question qui a pour vous une valeur particulière.

La physiologie comparée n'étant pas applicable ici, car l'enveloppe cutanée varie et se comporte suivant chaque espèce animale, nous n'aurons en vue que la peau de l'homme ; en second lieu, et pour bien limiter notre sujet, nous n'étudierons cette peau que dans sa mise au contact de l'eau pure, médicamenteuse ou minérale par le bain, la douche et les pulvérisations. Nous laissons de côté les courants électriques mis en usage avec plus ou moins de succès, dans ces dernières années, pour favoriser l'absorption des dissolutions salines.

Il ressortira, j'espère, des pièces placées sous vos yeux que les eaux médicamenteuses, notamment les eaux minérales employées selon le mode balnéaire ci-dessus, n'agissent pas en portant leurs composants dans le milieu intérieur de l'organisme, et que leurs effets s'exercent sur le tégument externe ; ce qui, d'ailleurs, importe peu aux baigneurs et n'a d'intérêt que pour le médecin hydrologue qui doit unir la théorie à la pratique.

C'est incidemment que vous verrez les gaz et certains principes volatils pénétrer, au contraire, dans les liquides nourriciers, ainsi que certaines substances incorporées aux corps gras ; mais cette dernière pénétration même n'est ni. aussi générale ni aussi facile que vous pourriez le présumer d'après les prompts effets des pommades mercurielle et belladonée, par exemple : Ces corps gras cheminent surtout en imbibant l'épithélium des follicules pileux et sudoripares, et en gagnant ainsi la portion absorbante de la peau.

Cette peau, organe primordial de protection, de sensibilité et de sécrétion, a pour couche profonde, vous vous le rappelez, le derme avec ses papilles ; c'est un substratum de tissu connectif, musculeux et élastique, destiné à contenir les nerfs, les vaisseaux et certaines glandes et aussi à servir de support à l'épiderme, qui est la partie essentielle. Cet épiderme est lui-même composé de deux zones principales : la *zone de Malpighi*, dite épineuse par les Allemands, et la *zone cornée* ; la première, la plus profonde, comprend d'abord des couches de cellules cylindriques, plus hautes que larges, puis des couches polyédriques qui vont s'abaissant et s'étalant à mesure qu'elles s'éloignent du derme. Ce réseau de Malpighi, constitué par des masses albumineuses, protoplasmatiques, à noyaux, vivantes et impressionnables au premier chef, nous pouvons dès l'abord le mettre de côté pour ne plus en parler ; il est doué, sans aucun doute possible, d'une grande faculté d'absorption, qu'il soit dénudé par plaie, brûlure ou vésicatoire, ou bien qu'il soit inoculé, à la lancette ou à la seringue, avec un liquide vaccinal ou autre.

Tout ce que nous avons à dire s'appliquera donc seulement à la seconde zone ou *zone cornée*, formée des couches superficielles dont les cellules ont été s'aplatissant jusqu'à se réduire à de simples plaques de kératine, desséchées, ratatinées, dépourvues de noyau, mortes, en un mot, c'est-à-dire, incapables des fonctions dévolues aux éléments vivants. C'est pour cette raison et aussi parce qu'elle est sans cesse lubrifiée par l'huile des glandes sébacées, que cette couche cornée, à la seule condition d'être saine, oppose une barrière infranchissable aux liquides qui ne peuvent arriver à la mouiller qu'en certains points très limités et dans des circonstances spéciales.

Les anciens, qui ne connaissaient pas l'anatomie et la physiologie comme les modernes, croyaient à l'absorption de l'eau par la peau, et je crois bien que cette croyance s'est perpétuée pendant les siècles qui ont suivi ; il faut arriver à la fin du xviiie pour rencontrer le premier sceptique ; depuis lors, les sceptiques ont été plus nombreux et plus ingénieux que les croyants et ont modifié les idées sur la matière. Je ne vous ferai pas le récit, qui serait d'ailleurs long et un peu confus, de toutes les expériences et observations qui ont été mises au jour ; ceux d'entre vous qui auraient le désir de les connaître en détail les trouveront dans les dictionnaires de médecine et les traités de physiologie, et, pour les travaux récents, dans la « thérapeutique et clinique hydrobalnéaires » publiées en 1896 par le Dr Garrigou.

Nous ne nous arrêterons donc que sur quelques points qui nous ont semblé de plus grande importance :

En 1792, Séguin prit à tâche de contrôler l'opinion du célèbre physiologiste Haller qui, lui, voyant le poids du corps augmenter dans le bain, en déduisait que cette augmentation était due à la pénétration de l'eau par la peau.

Séguin démontra par trente-trois expériences que cette augmentation n'est pas réelle et n'a pu se produire que dans des circonstances fortuites ; que, à la vérité, nous perdons moins dans le bain que dans l'air atmosphérique, mais que ce fait est dû à la moindre transpiration cutanée et pulmonaire.

Ajoutons, en passant, que cette méthode de la pesée du corps est des plus défectueuses et n'a pu donner de résultats probants à aucun des expérimentateurs, d'autant mieux que les uns trouvent un accroissement et les autres une diminution.

Séguin serra le problème de plus près, non pas en prenant ses bains de quinquina, mais en donnant à des syphilitiques des bains de jambes de deux heures, pendant 28 jours en certains cas, dans des dissolutions composées d'environ sept litres d'eau et douze grammes de sublimé corrosif. Treize malades, dont les jambes étaient saines, ne donnèrent pas d'indice d'absorption ; celle-ci fut, au contraire, très nette chez un autre malade dès le troisième pédiluve ; mais la peau de ce sujet présentait de nombreuses éruptions et ulcérations.

De ces deux ordres de faits, Séguin conclut nettement que l'enveloppe cutanée ne possède pas la faculté d'absorber.

Homolle, en 1853, fit des expériences par l'examen de l'urine qui, prenant une densité moindre, une teinte plus claire et, en outre, une réaction alcaline après un bain de sous-carbonate de potasse, lui fit d'abord admettre l'absorption de l'eau par le tégument externe ; mais cette opinion fut promptement ébranlée par une seconde série d'expériences bien autrement importantes où, après des bains tenant en dissolution du cyanure ferroso-potassique, de l'iodure de potassium, du chlorhydrate d'ammoniaque, du chlorure de sodium, de l'azotate de potasse, il ne lui fut pas possible de déceler dans l'urine la moindre trace de ces sels.

E. Ossian-Henry ne fut pas plus heureux dans sa recherche du cyanoferrure de potassium et du carbonate de soude ; il aurait trouvé des traces très légères de bichromate de potasse et plus sensibles d'iode après les bains d'iodure de potassium ; mais nous rappellerons que l'iode est un des corps volatils qui sont le plus susceptibles de pénétrer dans l'organisme ; on peut même soupçonner qu'il a pénétré ici par les voies respiratoires, puisque plusieurs autres observateurs ne l'ont pas retrouvé dans l'urine après des bains d'iodure.

Poulet, dans un mémoire adressé en 1856 à l'Académie des Sciences, conclut que la peau n'absorbe ni l'eau, ni les substances solubles, pourvu que l'épiderme soit intact et ne puisse être altéré par les agents employés et, d'autre part, que ceux-ci ne soient pas volatils ; il ajoute : « L'urine devenant alcaline aussi bien après le bain acide qu'après le bain alcalin, l'alcalinisation de ce liquide à la suite des bains minéraux, loin de servir à la démonstration de la doctrine de l'absorption par la peau, est, au contraire, un des meilleurs arguments à y opposer. »

Pour Duriau, il y aurait pénétration de l'eau simple dans les bains où la température est inférieure à la *limite thermique*, c'est-à-dire au degré où l'*absorption compense l'exhalation cutanée* (29 à 34° environ), mais ces observations ont été faites seulement avec l'emploi de la balance que nous avons rejeté. L'interprétation nous paraît d'autant plus inexacte que, dans une seconde série d'expériences entreprises à ladite température avec le contrôle de l'analyse de l'urine, ce savant a constaté que ni l'iodure de potassium, ni le carbonate de potasse, ni l'acide azotique du commerce, ni le sulfate de quinine, ne passaient dans le liquide excrémentitiel ; il y a mieux, des infusions de 2 kilogrammes de feuilles de belladone ou de digitale ajoutées au bain n'ont accusé par aucun symptôme leur présence dans l'organisme.

Si Colin (1856) a pu empoisonner un cheval en arrosant pendant cinq heures la région dorso-lombaire de l'animal avec une dissolution de cyanure de potassium, il nous sera permis d'admettre que la percussion prolongée de l'eau a dû détruire la matière sébacée et désagréger quelques cellules de l'épiderme. D'ailleurs, nous l'avons dit, nous n'admettons pas l'intervention de la physiologie comparée dans le sujet qui nous occupe.

Vers la même époque, Hébra (de Vienne) en traitant des maladies cutanées par des bains simples ou minéralisés, qui duraient des semaines, a pu se convaincre que les sujets n'absorbaient ni eau ni médicament, puisque ceux-ci n'étaient pas retrouvés dans les urines, que le poids de l'eau des bains ne diminuait pas et que les malades devaient boire autant qu'auparavant.

Louis Hébert, dans son intéressante thèse de 1861, met en lumière les points suivants :

1) L'épiderme est imprégné jusque dans ses couches profondes d'une matière sébacée qui, tant qu'elle n'a pas été enlevée par un dissolvant quelconque, s'oppose d'une manière absolue à l'adhé-

rence, et partant à la pénétration, par la peau, de *l'eau et des dissolutions aqueuses.*

2) La paume des mains et la plante des pieds, dépourvues d'enduit gras sébacé, sont, dans le bain, les seules parties du corps qui puissent contracter adhérence avec le liquide ; mais en ces points l'épiderme rachète ce défaut de protection par l'épaisseur même de ses couches ; ce n'est qu'après un séjour de une heure et demie à deux heures dans l'eau chaude que l'imbibition commence à devenir manifeste ; elle est encore fort incomplète après quatre heures et même après six heures d'immersion.

3) L'urine devient alcaline par le fait seul de l'immersion du corps dans l'eau, car le phénomène de l'alcalinisation a lieu *aussi souvent et avec une intensité égale* dans un bain d'eau simple que dans un bain alcalin.

4) Les sels, tels que l'iodure et le ferro-cyanure de potassium, le sulfate de fer, etc., ainsi que les matières colorantes de la rhubarbe et de la garance en dissolution dans l'eau, ne sont point absorbés, même après quatre heures d'immersion, car on n'en peut rencontrer la moindre trace dans les produits de la sécrétion urinaire.

5) Les matières toxiques en dissolutions aqueuses, à moins qu'elles n'exercent préalablement sur la peau une action irritante ou destructive, ne sont point non plus absorbées, car le séjour prolongé dans des bains renfermant des doses considérables de ces substances ne donne jamais naissance, lorsque l'épiderme est intact, au plus léger symptôme d'empoisonnement.

J'arrive à un document sur lequel j'appelle particulièrement votre attention, car c'est une lettre adressée le 1er février 1863 par le Pr Gubler, un de nos anciens et illustres présidents, à la Société d'hydrologie qui avait mis à l'ordre du jour la question dont il s'agit.

Chez trois malades qui subirent des badigeonnages de teinture d'iode, celui-ci passa trois fois dans les urines, mais dans deux expériences l'épiderme avait été détruit ; chez quatre autres les urines n'offrirent aucune trace du métalloïde ; un seul cas pouvant être invoqué en faveur de l'absorption, on est fondé à croire que cette absorption eut lieu plutôt par les voies respiratoires, d'autant plus que dans le premier cas du moins, aucune précaution n'avait été prise pour éviter cette occurrence.

Quant aux trois malades chez lesquels on fit usage d'arséniate de soude en dissolution sous forme de bains généraux ou partiels, il n'en fut décelé aucune trace dans les urines.

Quelques mois après, Parisot annonçait à l'Académie des sciences des résultats semblables, sinon plus défavorables encore à l'absorption cutanée, comme suite à la communication de Delore ; celui-ci avait obtenu des résultats positifs dans la moitié de ses 138 expériences, mais il n'avait guère opéré qu'avec des pommades, baumes, huiles, emplâtres, et encore se croit-il tenu d'ajouter que si l'absorption se fait, elle est tellement difficile et irrégulière qu'on ne peut compter sur la méthode iatraliptique d'une façon certaine.

M. Oré se rallie à l'opinion des négateurs; il pense que l'enveloppe épidermique étant imprégnée, dans ses couches superficielles, d'une matière sébacée qui lui donne une certaine souplesse, s'oppose, tant qu'elle existe, à l'adhérence de l'eau à la surface; que, si l'absorption de l'eau du bain par la peau n'a pas lieu, cela tient à ce que cette membrane ne se laisse pas mouiller.

La même année Réveil fit également à la Société d'hydrologie un rapport sur « la question de l'absorption par le tégument externe » qu'il reprit, deux ans plus tard, sur de nouvelles expériences. Ces travaux détaillés et habilement conçus peuvent se résumer ainsi :

1) L'augmentation du poids du corps après le bain, quand elle a lieu (ce qui constitue l'exception), est trop insignifiante pour que l'on puisse y trouver un argument sérieux en faveur de l'absorption par la peau.

2) Les substances salines, iodure de potassium, ferro cyanure jaune, chlorate de potasse, carbonate de soude, arséniate de soude, etc., en dissolution dans l'eau, n'ayant pas été retrouvées dans les urines et la salive, les substances végétales (belladone, digitale) n'ayant exercé aucune influence sur la circulation et l'innervation, il est impossible d'admettre que la peau possède, dans le bain, la faculté d'absorber.

3) Les bains simples, minéraux ou médicamenteux, n'ont qu'une *action de contact* qui variera suivant la nature des substances en dissolution.

C'est en mars et novembre 1865 que le Dr de Laurès communiqua ses travaux à l'Académie de médecine; les années suivantes il envoya à la Société d'hydrologie divers mémoires manuscrits relatifs aux expériences poursuivies pendant plusieurs années aux thermes de Néris; tous se terminaient par des conclusions négatives.

Il en fut de même, en 1867, pour Roussin qui se résume en disant: la peau humaine, revêtue de son épiderme, est matériellement lubrifiée par une substance grasse; elle ne peut être mouillée, c'est-à-dire, touchée par l'eau; elle ne peut absorber et n'absorbe, en réalité, aucune particule d'eau liquide, soit pure, soit tenant en dissolution des substances étrangères.

L'enduit gras du revêtement cutané ne permet d'autre pénétration et d'autre absorption que celle qui se produit par l'intermédiaire d'un véhicule capable de mouiller réellement la peau.

La Commission de la Société d'hydrologie dont M. Grandeau fut le consciencieux rapporteur le 4 avril 1870, après avoir contrôlé les assertions de M. Roussin et avoir entrepris elle-même de nouvelles expériences avec l'iodure et le ferro cyanure de potassium, le bichlorure de mercure, les feuilles de digitale et belladone et l'eau d'asperge, n'hésita pas à se prononcer comme elle l'avait fait une première fois par l'organe de Réveil.

Elle conclut ainsi : 1° dans le bain, la peau humaine à l'état sain n'absorbe pas les matières dissoutes dans l'eau.

2° Les résultats contradictoires obtenus jusqu'à ce jour s'expliquent par plusieurs causes dont les principales sont : excoriations de la peau plus ou moins appréciables à l'œil ; destruction par des frictions avec des savons alcalins de l'enduit sébacé (la peau n'est plus alors à l'état normal) ; défaut de soins dans la manière de recueillir l'urine ; procédés analytiques défectueux appliqués à la recherche des matières dissoutes dans le bain : enfin surtout, absorption de la matière pulvérulente déposée sur la peau par l'évaporation de l'eau.

3° Lorsqu'on se place à l'abri de ces causes d'erreur, on ne constate *jamais* d'absorption dans le bain, quelle que soit la nature ou la quantité des matières tenues en dissolution par l'eau.

Ces faits s'accordaient bien, d'ailleurs, avec ceux signalés par Scoutetten, de Metz, dans la lettre-circulaire qu'il avait adressée, l'année précédente, à chacun des membres de l'Académie.

En 1879, le Dr Glatz, de Champel (près Genève), publia un mémoire où il prouve que l'absorption par la peau est illusoire et impossible par simple contact à cause de la couche huileuse imperméable qui la recouvre ; au point de vue de la pénétration du liquide dans le sang, les bains dits médicamenteux sont manifestement inutiles ; ces bains agissent sur l'organisme par une action tout externe et due aux effets de la projection et de la température de l'eau sur la circulation et le système nerveux cutané.

En 1883, notre grand et regretté hydrologue Max Durand-Fardel, qui était porté à accorder un certain crédit à la pénétration des éléments médicamenteux du bain minéral, dans sa troisième édition du « Traité des eaux minérales », se déclare convaincu par les récentes expérimentations.

Il faut même reconnaître, dit-il, que la négation ou au moins l'insuffisance de l'action thérapeutique du bain par absorption des principes minéralisateurs aurait pu être prévue à *priori* : la couche épidermique du revêtement de la peau est plus propre à s'opposer à la diffusion des principes en dissolution dans le bain qu'à la favoriser. Et d'un autre côté, les voies digestives offrent à l'absorption une surface plus que suffisante pour rendre superflue la voie périphérique.

Dans le même temps, à l'étranger, Levis, Ritter, Kaposi, Liebreicht, nient catégoriquement l'absorption par la peau saine.

En 1885, Feodorow, ayant expérimenté avec des solutions aqueuses pulvérisées, arrive même à cette conclusion que la peau humaine normale et intacte n'absorbe pas les substances médicamenteuses fixes en solution aqueuse, quelles que soient la concentration de la solution, la température et la force de projection du jet. Le peu qui est parfois absorbé s'introduit soit par les points de transition de la peau aux muqueuses, soit par les orifices des glandes sudoripares et sébacées.

M. le Pr Mathias Duval, qui reconnaît la justesse de ces idées, dit à son tour : « Il semble que c'est une loi générale des organismes tant végétaux qu'animaux que l'épiderme s'oppose aux échanges ; les écorces végétales, l'épiderme d'un fruit sont très analogues à l'écorce, à l'épiderme animal ; or, l'épiderme d'un grain de raisin s'oppose aux échanges et empêche, par exemple, ce fruit de se dessécher tant qu'il est intact ; le peu de dessiccation qui se produit se fait par le pédicule. »

En 1886, Stass, de l'Académie de médecine belge, prit pendant un mois des bains d'eau arsénicale contenant jusqu'à o^{gr},o5 d'arséniate de sodium par litre ; il prit, trois jours de suite, le même bain à 32° après s'être dégraissé la peau à l'aide d'une faible solution de bicarbonate de sodium et s'être lavé avec de l'eau de pluie tiède.

L'urine ne contint pas trace d'arsenic, pas plus que d'iode après les bains d'iodure de potassium ; il fallut arriver à un quatrième badigeonnage sur la poitrine avec la teinture d'iode pour retrouver ce métalloïde dans l'humeur excrémentitielle ; mais à ce moment l'épiderme avait été desquamé.

Les années suivantes, nombre de physiologistes allemands recommencent les expériences, mais surtout au moyen de pommades variées ; ils ne sont même pas d'accord sur ce terrain là et aux yeux de plusieurs, même pour les corps gras, l'épiderme intact est une barrière infranchissable. Nous n'allons pas jusque-là et nous accordons que l'absorption doit se faire souvent dans ces conditions, surtout par l'intermédiaire de l'épithélium des glandes sudoripares et sébacées, mais nous n'avons pas aujourd'hui à envisager ce côté de la question.

Nous ne nions pas non plus que Winternitz ait pu observer l'absorption de substances dissoutes dans le chloroforme, mais il avoue que c'est grâce à la dissolution de la graisse cutanée ; dissolution qui a permis au liquide de mouiller l'épithélium des glandes ; mais ce fait n'infirme en rien la thèse que nous soutenons.

En 1892 parut dans les *Archives allemandes de clinique médicale* un travail important mais un peu obscur, des Dʳˢ du Mesnil et Schum ; les résultats de l'urine sont souvent négatifs, même chez des malades affectés de dermatoses : eczéma, ulcère, psoriasis, etc. ; ils ne sont très positifs qu'avec les solutions alcooliques d'acide salicylique, d'acide phénique et de salol ; les auteurs les résument ainsi :

1° La peau humaine intacte est imperméable pour les liquides, les vapeurs, les gaz et les substances appliquées sous forme de pommade ;

2° Dans la pratique, il y a résorption des médicaments : a) quand ceux-ci, par leur action chimique, déterminent une solution de continuité de la peau ; b) quand, par des frictions répétées, les onctions médicamenteuses déterminent mécaniquement une lésion du revêtement externe.

Dans un chapitre précédent, nous l'avons dit, ils avaient admis que les substances kératolytiques (acide salicylique, acide phénique, salol) étaient résorbées sans solution de continuité, mais par une action spécifique sur la couche cornée, à la suite de laquelle elle devient perméable pour ces corps, et pour eux seulement ; il n'y a pas concordance parfaite entre les deux ordres de conclusions, mais la non-absorption des liquides ordinaires en ressort nettement, y compris les liquides pulvérisés et à haute température ; c'est ce qui nous importe.

En 1894, Fubini et Pierini, après une série d'expériences personnelles avec l'acide salicylique et le ferrocyanure à 3 pour 100, le santonate de soude à 2 pour 100, le salicylate de soude à 5 pour 100, l'iodure de potassium à 5 pour 100 mis en solution dans l'eau et appliqués en bains locaux de membres pendant plusieurs heures, tirent la déduction que la peau saine, non soumise à une altération mécanique ou chimique, n'absorbe pas les principes fixes.

Garrigou est aussi d'avis que la peau saine n'absorbe pas les substances solubles lorsqu'on se sert d'un véhicule qui n'attaque pas la couche cornée et lorsque ces substances elles-mêmes ne sont pas corrosives ; il admet l'absorption, si la couche cornée et les couches sous-jacentes sont suffisamment ramollies et imbibées.

Enfin, Albert Robin, dans la dernière séance, vous a dit que des expériences faites avec la collaboration des Dʳˢ Keller et F. Bernard lui ont également démontré l'inaptitude du tégument externe à l'absorption des liquides.

Pour être impartial, nous devons à présent mentionner les expériences et opinions des partisans plus ou moins déclarés de l'absorption cutanée :

Magendie, en 1821, admettait que l'épiderme est un obstacle direct à l'absorption, mais que, ramolli par des bains prolongés, il pouvait s'imbiber et laisser passer l'eau jusqu'à la surface du chorion où elle était absorbée. Il reconnaissait, d'ailleurs, que cette imbibition était plus facile sur certaines parties du corps et à l'aide de certains procédés, tels que les cataplasmes et fomentations. Magendie aurait eu tout à fait raison s'il avait limité la faculté absorbante à la paume des mains et à la plante des pieds et aux points de transition de la peau aux muqueuses.

En 1828, le Pr Westrumb plonge quatre fois ses avant-bras dans un bain contenant du musc, du prussiate de potasse et du nitrate de potasse : l'urine exhala une faible odeur de musc et révéla aux réactifs la présence du prussiate, pas celle du nitrate. L'expérience négative pour le nitrate nous laisse dans le doute sur la valeur de la recherche du prussiate. Quant au musc, il ne paraît pas douteux que le malade l'a respiré plus ou moins pendant les cinq quarts d'heure du bain. Nous ne donnons pas non plus grande importance à l'odeur de camphre exhalée par le poumon après friction des jambes par le baume opodeldoch ; nous avons dit que les corps volatils avaient des propriétés particulières que l'on doit étudier à part.

Kuhn, en 1853, allégua que les contradictions des expérimentateurs provenaient du peu de compte qu'ils tenaient de la température du bain ; celle-ci serait le grand modificateur de l'équilibre de la température naturelle du sang (38° à 39°) ; pour lui, le bain sollicite l'absorption de l'eau ou des parties aqueuses lorsqu'il est frais ; il provoque l'exhalation lorsqu'il est chaud. L'absorption ainsi que l'exhalation augmentent à mesure que la température s'écarte davantage de l'indifférente ; et la température indifférente ou *degré isotherme* constitue la limite où l'absorption cesse et où l'exhalation commence ; c'est la théorie que nous avons vue plus haut adoptée par Duriau.

Il y a là une vue ingénieuse de l'esprit, mais comment admettre qu'une différence de calorique de 1 ou 2 degrés en plus ou en moins dans l'eau du bain va suffire pour changer du tout au tout la fonction du tégument, surtout lorsqu'il existe une barrière aussi solide que la couche cornée ?

Béclard était enclin à admettre l'absorption, mais très lente et précédée du ramollissement de l'épiderme qui possède une couche *invasculaire*.

Sereys, en 1862, expérimentant avec l'hydrofère, obtint quelques résultats positifs, mais il faut remarquer qu'il opéra parfois avec des animaux, chien, renard, oiseau ; en second lieu, l'eau arrivant sur la peau très divisée et exerçant une percussion manifeste, il était plus difficile de se mettre à l'abri des erreurs et de garantir les voies respiratoires. La preuve, c'est qu'une expérience analogue faite par Oré et un grand nombre d'autres instituées par Demarquay furent négatives. Nous admettons d'ailleurs qu'avec ce procédé, en prolongeant l'expérience, on pourrait sans doute obtenir une légère pénétration par les points recouverts de muqueuse que nous avons cités.

Willemin, l'année suivante, arrivait à des résultats douteux; il ne retrouve l'iodure de potassium dans l'urine que si le sel est mis dans le bain à la dose de 100 grammes; rien avec 30 grammes par exemple; aussi, comme l'avoue le rapporteur de la Commission de l'Institut, on ne saurait baser sur ce fait la théorie de l'absorption cutanée, et Willemin dit lui-même que cette absorption n'a lieu que dans des limites très restreintes et ne peut expliquer l'action médicamenteuse des bains minéraux.

Paul Bert serait porté à admettre que la peau se laisse pénétrer par l'eau, mais non par les matières tenues en dissolution, en vertu d'une force catalytique particulière qui lui permet de faire ce choix; il en est ainsi d'ailleurs pour la plupart des membranes animales qui effectuent une sorte de départ que Milne-Edwards dénomma *filtration élective*. Quoi qu'il en soit de la théorie, ajoute Paul Bert, il demeure acquis à la science que les bains médicamenteux, dans les conditions de température et de durée où on les administre, doivent être, sous le rapport de l'absorption, ramenés au rang des médications infinitésimales.

Delore, comme nous l'avons dit, fut un de ceux dont les expériences militaient jusqu'à un certain point en faveur de l'absorption, mais il opéra surtout avec des corps gras en frictions et termina son mémoire en déclarant que « l'eau simple employée comme véhicule avait une efficacité à peu près nulle ».

Unna, dans un mémoire paru en 1883, divise les altérants de la peau en réducteurs ou kératoplastiques qui prélèvent l'oxygène (pyrogallol, icthyol, sucre, résorcine, etc.) et en oxydants ou kératolytiques dont l'acide salicylique est le principal représentant. Cet acide entre dans la préparation des coricides et, attaquant la partie superficielle de l'épiderme, permet à l'eau du bain d'atteindre la couche profonde; mais vous voyez qu'ici il y a eu destruction préalable de l'épiderme; de même dans les cas où Ad. Ritter a vu l'iode se révéler dans l'urine après solution de continuité provoquée par l'acide salicylique, tandis que la peau intacte ne laissait rien passer auparavant.

Voilà l'exposé de la question dans ses grandes lignes; je crois en avoir assez dit pour vous démontrer que, du moins dans les conditions ordinaires, soit par le bain, soit par la douche, soit même par les pulvérisations et vapeurs, l'absorption par le revêtement externe est tout au moins négligeable et ne saurait entrer en ligne de compte dans la mesure des résultats thérapeutiques.

Est-ce à dire que ces résultats soient contestables ? En aucune manière ; nous n'avons pas changé les faits d'observation ; nous n'avons pu que modifier aux yeux de quelques-uns la façon de comprendre ces faits.

Les eaux qui tiennent en dissolution diverses substances, les eaux minérales en particulier, n'agissent pas moins, quelle que soit la théorie de leur action.

Peu importe que leurs effets soient dus à l'excitation et à la révulsion, selon le dire des Bordeu, Patissier, Alibert, ou à la production de courants électriques, comme l'ont pensé Becquerel, Scoutetten, Lambron dont le travail fut discuté en 1866 dans le sein de cette Société, Heyman et Crebs, Allot, Garrigou, Guyenot, etc. Le principal, c'est que ces effets soient réels et bienfaisants, comme ils le sont dans nos stations balnéaires ; cela suffit pour justifier leur renom et leur succès qui ne seront pas diminués parce que nous avons cherché l'explication de leurs vertus avec une rigueur plus sévère et plus documentée.

CHARTRES. — IMPRIMERIE DURAND, RUE FULBERT.

PRINCIPAUX OUVRAGES DU MÊME AUTEUR

Lettres médicales sur les Eaux-Bonnes (Basses-Pyrénées), 1875.

Contribution à l'étude de l'hémoptysie dite thermale, 1878 (médaille de bronze de l'Académie de médecine).

Nature et traitement hydrologique de la phtisie pulmonaire, 1883 (médaille d'argent de l'Académie de médecine).

Indications thérapeutiques de l'eau minérale des Eaux-Bonnes, 1887.

Des diverses méthodes de traitement de la phtisie pulmonaire, 1889.

Sur le traitement hydrominéral des maladies des voies respiratoires chez les enfants, 1890.

De la climatologie des Eaux-Bonnes, 1892.

Les Eaux Chaudes et leurs eaux minérales (Basses-Pyrénées), 1892.

Les eaux minérales dans l'emphysème pulmonaire, 1896.

Sur l'azote des eaux minérales, 1896 (Rappel de médaille d'argent de l'Académie de médecine).

Le mal de montagne, 1897.

Du rôle des métaux dans certaines eaux minérales, 1898.

Les eaux minérales dans le catarrhe bronchique, 1900.